CONGRÈS FRANÇAIS DE MÉDECINE

(SIXIÈME SESSION. — TOULOUSE, 1902.)

L'HYPERTHERMIE

DE NATURE HYSTÉRIQUE

(Communication faite au VIe Congrès français de Médecine.)

PAR

M. LE DOCTEUR J. VIRES

TOULOUSE

IMPRIMERIE ET LIBRAIRIE ÉDOUARD PRIVAT

Librairie de l'Université

14, RUE DES ARTS (SQUARE DU MUSÉE)

1902

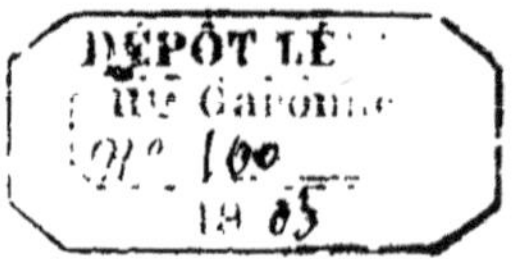

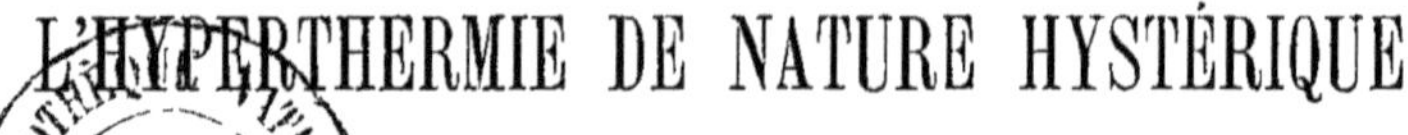

L'HYPERTHERMIE DE NATURE HYSTÉRIQUE

PAR M. LE DOCTEUR J. VIRES.

Je désire entretenir le Congrès d'une observation d'hyperthermie hystérique.

Les cas de cet ordre sont relativement rares, et celui-ci me paraît tirer un grand intérêt des difficultés que suscita d'abord le diagnostic qui fut celui de bacillose pulmonaire, de la régularité parfaite de la courbe thermométrique, prolongée à l'instar de celle d'une dothiénentérie régulière dont la période d'état aurait duré deux mois et demi, des constatations tirées de l'état général et surtout du syndrome urinaire.

Alexandrine R... occupe le lit n° 15 de la salle Sainte-Marie, de mon service à l'Hôpital-Général. Elle est âgée de vingt-cinq ans et est entrée dans cet hospice en 1882.

La mère d'Alexandrine vit encore; elle est bien portante. La jeune fille n'a ni frères, ni sœurs; nous n'avons pas de renseignements sur le père inconnu.

Notre malade, née à terme, eut, quelques mois après la naissance, une variole grave. Au cours de la variole, apparaissent des convulsions, de la fièvre, des phénomènes méningitiques : c'est à partir de ce moment que les yeux sont restés strabiques, que le côté droit du corps ne s'est pas développé comme l'autre, qu'il est devenu paralysé. Il y a, en effet, une hémiplégie complète à droite que nous décrirons bientôt. La malade a marché très tard.

Les règles se sont installées à l'âge de quatorze ans, après une période douloureuse, de la surexcitation nerveuse, des crises de larmes et de pleurs.

Un an après la puberté, à l'âge de quinze ans, Alexandrine gardait une aliénée à la salle de dépôt. L'aliénée, devenue subitement furieuse, lance sur sa gardienne un vase de nuit. Celle-ci veut fuir et tombe malencontreusement, tête première, sur un poêle qui chauffait la pièce. Elle prétend avoir éprouvé une violente frayeur, encore que la blessure fût insignifiante.

Quinze jours après cette chute apparait une attaque de nerfs. Des attaques persistent depuis cette époque lointaine. Elles se sont présentées avec les caractères suivants : de quinze à vingt ans, les attaques sont fréquentes et viennent tous les quinze jours; de vingt à vingt-cinq ans, elles se font plus rares, semblent contrarier les règles qui sont remplacées, tantôt par des crises de nerfs, tantôt par d'abondants vomissements de sang. La malade éprouve des fourmillements dans le bras droit, le bras paralysé et plus petit que l'autre; ces fourmillements montent vers l'épaule, et arrivés là, la malade perd connaissance. Elle sort de la crise, quatre ou cinq minutes après, brisée, fatiguée, obnubilée, la langue sanglante, les lèvres remplies d'écume, souvent, mais pas toujours, souillée d'urine et de matières fécales. La perte de connaissance n'est pas toujours absolue. Il y a des crises, toujours précédées de ces fourmillements de la main droite, qui sont arrêtées quand Alexandrine a le temps de gagner un lit, de se coucher et de serrer fortement son poignet, ou parfois de faire tirer sur son bras avec violence. Ces crises ont très nettement tous les caractères des crises d'épilepsie partielle.

Elles se montrent plus fréquentes à l'époque des règles, et celles-ci peuvent manquer complètement. Ainsi, de janvier 1899 à juillet 1899, les règles ne sont apparues que trois fois : 15 janvier, 15 avril, 20 juin. Dans les mois de février, de mars, de mai, de juillet, des attaques d'épilepsie jacksonienne, au nombre de deux à trois par mois, se sont montrées, et aux périodes qui correspondaient aux époques menstruelles.

D'autres fois, il n'y a pas d'attaques comitiales, il n'y a pas davantage de règles; mais à l'époque menstruelle, la malade rend pendant quatre à six jours du sang en abondance qui reste rouge, ne se coagule pas. L'état général n'est nullement atteint; la malade n'a pas de fièvre, les fonctions gastro-intestinales restent normales, l'intelligence est ce qu'elle est normalement.

En 1900, les vomissements de sang deviennent plus nombreux et plus abondants; ils semblent perdre le caractère d'être vicariants des règles. Ils sont précédés de malaises, d'agitation, de loquacité, d'un état de mal être et d'inquiétude. Le cœur bat plus vite, la face se congestionne, la malade se plaint d'atroces douleurs au creux épigastrique. Ces douleurs sont spontanées, elles sont continuelles; la pression et l'ingurgitation les exaspère; toute alimentation est impossible. Je me pose la question de savoir s'il s'agit d'un ulcus ou simplement d'une gastrorragie hystérique. Je ne trouve pas de stigmates hystériques; cependant, il semble bien que la malade réalise une sorte d'aura gastrique. Du reste, l'état général reste parfait, malgré les vomissements sanglants et l'insuffisance de la nourriture.

Nous notons toujours des crises épileptiques, des règles irrégulières et souvent absentes, une instabilité d'humeur qui rend Alexandrine insupportable pour l'entourage.

Je signale qu'à l'occasion d'une période de vomissements sanglants, Alexandrine eut de la fièvre. Je transcris les notes prises à cette époque :

14 mars 1900. — Alexandrine a éprouvé hier des battements à l'estomac; une douleur vive ensuite, qui s'est irradiée dans le dos et sortant entre l'angle inférieur des deux omoplates, simule bien la douleur en broche de l'ulcère de l'estomac: elle était toute secouée et très agitée, d'une loquacité et d'une irritabilité extrêmes. Le soir, à quatre heures, elle a vomi du sang. On a pris la température : 39°5.

Le 14, la malade, très triste, répond d'une voix dolente et à peine perceptible. Elle est abattue, lasse; l'exploration de l'estomac est douloureuse, l'anorexie complète. Le sang rouge, sans spume, paraît pur, sans matières alimentaires. Depuis hier, quatre heures, elle en a vomi 300 centimètres cubes.

Les vomissements se renouvellent jusqu'au 20; le 20, brusquement, ils cessent. La température s'est maintenue pendant ces sept jours, du 14 au 20, entre 39°5 et 40°. Le 20, brusquement, elle tombe à 37° le soir et toute manifestation alarmante disparaît.

En 1901, Alexandrine attire toujours toute notre sollicitude, en raison des crises d'épilepsie, des vomissements de sang, des irrégularités menstruelles. Un épisode nouveau apparaît, qui fait placer au second rang tout ces phénomènes.

En mai 1901, la malade se plaint d'éprouver des douleurs dans la cuisse et l'articulation coxo-fémorale droite; elle ne peut pas marcher. Je songe à une coxo-tuberculose, d'autant que je constate de la submatité au sommet droit et des anomalies respiratoires. L'analyse des urines montre très peu de chlorures; la malade a maigri et tousse beaucoup. Pendant trois mois, l'appareil coxo-fémoral concentre toute l'attention; puis, un beau matin, les choses s'arrangent d'elles-mêmes, et la malade n'éprouve plus de douleurs et se met à marcher, sans claudication ni douleur.

Nous sommes ainsi conduits jusqu'à fin décembre 1901. A ce moment, la malade, sans motif aucun, fait une fièvre élevée qui dure huit jours.

L'examen actuel à cette date peut être résumé de la façon suivante :

Alexandrine R... est petite, pâle, mais paraît bien son âge (25 ans).

La tête est toute petite, asymétrique, aplatie en arrière et sur le pariétal droit; le maxillaire inferieur est très développé, comparativement au crâne; les yeux sont enfermés sous une arcade sourcilière proéminente: ils sont en stabisme interne très accusé, surtout l'œil gauche qui se déplace à peine de l'angle nasal vers l'angle malaire. Les dents sont bien plantées; cependant, quelques-unes sont cariées, et les canines sont très pointues et très volumineuses; la voûte palatine est profonde, ogivale; la luette n'existe pas. Les oreilles sont asymétriques, mal ourlées, le lobule est des deux côtés très adhérent.

Le membre supérieur droit et le membre inférieur droit sont atrophiés, paralysés et contracturés. C'est la forme classique d'hémiplégie cérébrale infantile avec atrophie, paralysie et contracture : le bras est collé au corps, l'avant-bras est demi-fléchi et en pronation, la main est repliée de telle sorte que la face palmaire des doigts s'applique contre l'avant-bras; le carpe et le métacarpe sont luxés; c'est la main bote par contracture tendineuse.

Il y a également un pied bot.

La malade ne peut pas ouvrir la main, desserrer les doigts; ce sont des tentacules rigides; il n'y a pas de tremblement.

L'atrophie et le raccourcissement sont considérables : le côté sain présente un membre supérieur et un membre inférieur trois fois plus volumineux que le côté malade. Au membre inférieur, il y a un raccourcissement à droite de 9 centimètres : la malade marche sur la pointe du pied.

Les poils sont plus nombreux, plus abondants sur le côté malade. Les réflexes tendineux sont tous exagérés. Le signe de Babinski (extension dorsale) n'existe pas; il y a. après excitation de la plante du pied, fléchissement des orteils. Trépidation épileptoïde — ou clonus du pied et danse de la rotule. Il n'y a qu'une légère exagération à droite.

La malade présente des mouvements associés : quand elle serre un objet avec la main saine, la main gauche, elle fait en même temps des mouvements avec tout le membre supérieur droit.

La marche est possible, malgré le pied bot varus équin, mais vite fatigante.

La sensibilité générale explorée est normale : pas d'hyperesthésies ni d'anesthésies, pas de zones spasmo-excitatrices ni spasmo-frénatrices.

La sensibilité sensorielle est intacte, sauf en ce qui regarde la vision. Là, nous notons un rétrécissement concentrique énorme du champ visuel des deux côtés, surtout de l'œil gauche; il y a inversion dans les couleurs, comme il est indiqué dans la figure ci-jointe (examen pratiqué à la Clinique Ophtalmologique du professeur Truc).

Au point de vue psychique, la malade est très versatile; tantôt très affectueuse. tantôt très froide, elle ne sait pas garder une juste mesure. Elle se fait cordialement détester de ses voisines, des infirmières. Elle suscite des querelles et des disputes, qu'elle provoque par ses colères brusques et son mauvais caractère. Je dois faire surveiller très attentivement l'administration des remèdes, le mode de nourriture, les indications du thermomètre; elle est souvent prise en flagrant délit de mensonge.

L'être intellectuel n'est guère plus développé que l'être affectif; si on dépasse un peu le vernis que lui donne sa volubilité sans consistance et son constant désir d'attirer l'attention par de longs et verbeux discours, on voit vite qu'elle n'a pas appris grand'chose, qu'elle interprète mal les acquisitions antérieures, qu'elle n'a ni fixité, ni précision, ni discussion. Elle n'a guère de sentiments affectifs; elle passe facilement du rire aux larmes et de la colère inexplicable à la passivité complète.

La langue est normale, rouge; cependant, il n'y a pas d'appétit. La constipation dure depuis deux jours. La pression de la région

HÔPITAL GÉNÉRAL — SERVICE DE M. VIRES

SALLE Ste MARIE No 15 — JANVIER 1902.

CHAMP VISUEL

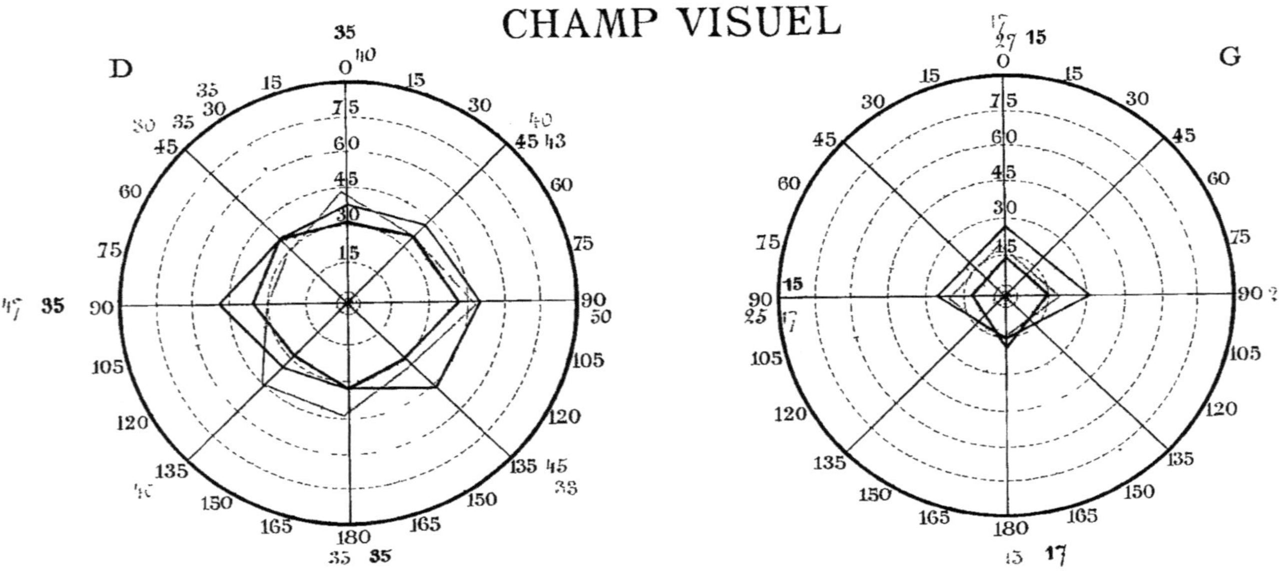

épigastrique, pour l'exploration de l'estomac, fait apparaître une douleur aiguë, exquise, avec retentissement dans le dos. La pression dans la fosse iliaque est supportée, même poussée avec force. Le ventre est souple. La pression sur l'ovaire droit, prolongée et violente, détermine une douleur à irradiation thoracique et cervicale, avec pleurs, agitation, secousses dans le lit et sensation de constriction au cou.

La percussion décèle une submatité en saillie très nette en arrière, au poumon droit. Le son de percussion est normal partout ailleurs.

L'auscultation fait entendre à droite, sur la clavicule et dans la fosse sus-épineuse, un murmure vésiculaire rude, râpeux; l'inspiration est basse, l'expiration prolongée, dissociée, par saccades. A la base droite, obscurité respiratoire.

Auscultation normale dans le poumon gauche. La respiration est très superficielle; le thorax semble rester quasi immobile. On dit à la malade de respirer fort et elle immobilise sa cage thoracique sans que l'air y pénètre en plus grande abondance. Respirations : 15 à 16 à la minute.

Le pouls est petit, mou, dépressible : 76-80. Cœur normal. Les dernières règles se sont montrées du 7 au 12 décembre. Urines abondantes, claires, avec 3gr8 de chlorures et traces d'albumine — 46 kilogrammes.

Le 21 décembre 1901, sans motif apparent avoué, la fièvre s'installe : 38° le matin, 39° le soir. La fièvre va durer jusqu'au 24 décembre.

21 décembre 1901 :	Matin, 36°8;	midi, 38° ;	soir, 39°5.
22 —	Matin, 37° ;	midi, 38°6;	soir, 39°5.
23 —	Matin, 36°8;	midi, 38°6;	soir, 37°2.
24 —	Matin, 36°8;	midi, 38°6;	soir, 37°6.

Or, la malade a eu trois crises de nerfs dans la journée du 20 décembre. Elle s'est disputée avec les voisines et l'infirmière, a pris une très violente colère; elle n'a pas eu d'écume à la bouche, pas de fourmillements dans le bras droit; elle n'a pas perdu connaissance, ne s'est pas mordu la langue; les crises se sont terminées par une abondance extrême de larmes.

Du 24 au 29 décembre, la température est normale.

A partir du 27, l'hyperthermie s'installe et elle va durer pendant la fin du mois de décembre, tout le mois de janvier et jusqu'au 11 février, c'est-à-dire pendant quarante-quatre jours.

Je résume ci-dessous les chiffres obtenus. J'ajoute que la malade a été très surveillée, que les thermomètres ont toujours été soigneusement vérifiés, que des contrôles nombreux ont été établis; bref, je me suis placé dans les conditions les plus rigoureuses pour éviter toute supercherie.

29 déc. 1901 :	Matin, 36°5;	midi, 38°2;	soir, 37° .	Pouls, 90.
30 —	Matin, 37°8;	midi, 38°8;	soir, 39°2.	Pouls, 100.
31 —	Matin, 38°2;	midi, 38°5;	soir, 39° .	Pouls, 120.

1er Janv. 1902 :	Matin, 38°6;	midi, 38°9;	soir, 39°5.	Pouls, 90.
2 —	Matin, 39°;	midi, 38°5;	soir, 39°7.	Pouls, 80.
3 —	Matin, 38°5;	midi, 39°2;	soir, 39°4.	Pouls, 70.
4 —	Matin, 38°5;	midi, 38°7;	soir, 39°5.	Pouls, 70.
5 —	Matin, 38°6;	midi, 38°6;	soir, 39°6.	Pouls, 110.
6 —	Matin, 38°5;	midi, 38°7;	soir, 39°7.	Pouls, 90.
7 —	Matin, 38°7;	midi, 38°6;	soir, 39°3.	Pouls, 80.
8 —	Matin, 38°5;	midi, 38°7;	soir, 39°9.	Pouls, 110.
9 —	Matin, 38°5;	midi, 38°6;	soir, 39°7.	Pouls, 100.
10 —	Matin, 38°6;	midi, 38°6;	soir, 39°8.	Pouls, 90.
11 —	Matin, 38°7;	midi, 38°8;	soir, 39°9.	Pouls, 100.
12 —	Matin, 38°6;	midi, 38°6;	soir, 40°1.	Pouls, 90.
13 —	Matin, 38°8;	midi, 38°9;	soir, 40°.	Pouls, 116.
14 —	Matin, 39°9;	midi, 38°4;	soir, 40°.	Pouls, 100.
15 —	Matin, 38°7;	midi, 38°9;	soir, 39°9.	Pouls, 76.
16 —	Matin, 38°7;	midi, 39°;	soir, 40°1.	Pouls, 80.
17 —	Matin, 38°8;	midi, 39°;	soir, 39°9.	Pouls, 100,
18 —	Matin, 38°7;	midi, 38°9;	soir, 39°9.	Pouls, 104.
19 —	Matin, 38°9;	midi, 39°;	soir, 39°8.	Pouls, 80.
20 —	Matin, 38°9;	midi, 39°;	soir, 39°8.	Pouls, 104.
21 —	Matin, 38°7;	midi, 39°;	soir, 39°7.	Pouls, 100.
22 —	Matin, 38°8;	midi, 39°;	soir, 39°7.	Pouls, 80.
23 —	Matin, 38°7;	midi, 39°;	soir, 39°8.	Pouls, 90.
24 —	Matin, 38°7;	midi, 39°;	soir, 40°.	Pouls, 100.
25 —	Matin, 38°6;	midi, 39°;	soir, 40°.	Pouls, 110.
26 —	Matin, 38°7;	midi, 39°;	soir, 40°.	Pouls, 90.
27 —	Matin, 38°7;	midi, 39°;	soir, 40°.	Pouls, 70.
28 —	Matin, 38°8;	midi, 39°;	soir, 40°.	Pouls, 80.
29 —	Matin, 38°9;	midi, 39°;	soir, 39°9.	Pouls, 100.
30 —	Matin, 38°7;	midi, 38°6;	soir, 38°4.	Pouls, 100.
31 —	Matin, 38°6;	midi, 38°7;	soir, 39°5.	Pouls, 90.
1er fév. 1902 :	Matin, 38°6;	midi, 38°6;	soir, 39°5.	Pouls, 80.
2 —	Matin, 38°6;	midi, 38°5;	soir, 39°5.	Pouls, 70.
3 —	Matin, 38°6;	midi, 38°5;	soir, 39°5.	Pouls, 100.
4 —	Matin, 38°6;	midi, 38°5;	soir, 39°5.	Pouls, 100.
5 —	Matin, 38°5;	midi, 38°5;	soir, 39°.	Pouls, 120.
6 —	Matin, 38°5;	midi, 38°5;	soir, 38°8.	Pouls, 90.
7 —	Matin, 38°4;	midi, 38°5;	soir, 38°7.	Pouls, 70.
8 —	Matin, 38°3;	midi, 37°9;	soir, 38°3.	Pouls, 80.
9 —	Matin, 38°3;	midi, 38°1;	soir, 38°1.	Pouls, 80.
10 —	Matin, 38°;	midi, 37°7;	soir, 37°9.	Pouls, 70.
11 —	Matin, 37°7;	midi, 37°7;	soir, 37°5.	Pouls, 80.

Le pouls n'a jamais suivi les variations de la courbe thermométrique; il s'est montré anormal, irrégulier.

Du 11 au 17 janvier, les règles se sont faites en assez grande abondance. La courbe thermométrique n'a pas été influencée. Le pouls était, avant les règles, de 120 à 116, il est descendu à 76 vers les derniers jours.

HÔPITAL GÉNÉRAL — SERVICE DE M. VIRES

SALLE S^TE MARIE N° 15 — ALEXANDRINE ROMIEU

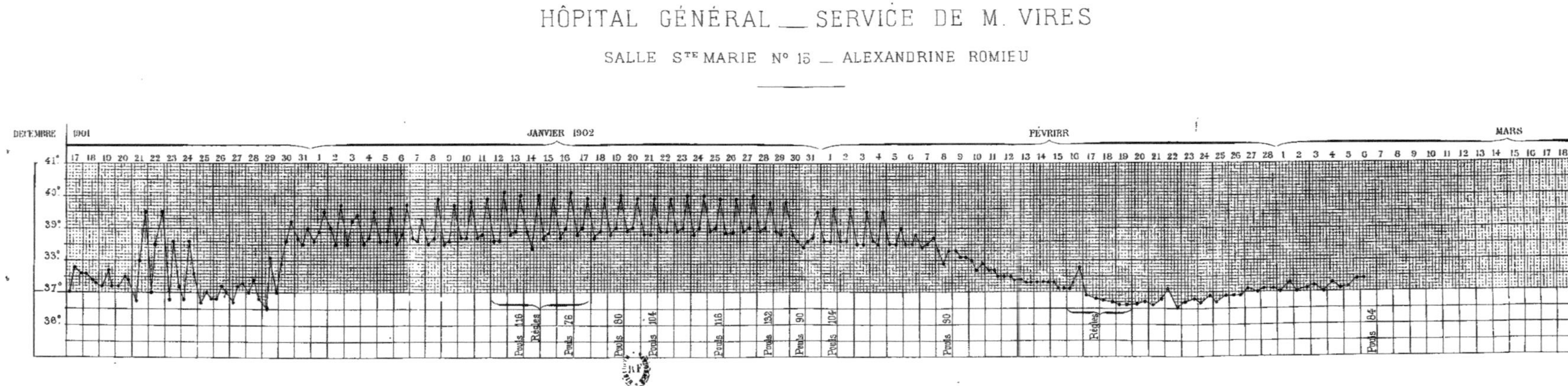

Je dois signaler qu'à plusieurs reprises, la malade a eu des vomissements sanglants, sans rapport avec la période menstruelle, l'époque de février étant bien arrivée au moment opportun. Le sang est toujours fluide, en assez grande abondance ; il est rendu spontanément, après quelques efforts de toux. La malade se plaint à ce moment d'éprouver des douleurs violentes dans la région épigastrique, d'autres fois dans les épaules, à l'angle inférieur de l'omoplate, sous le sein droit.

La respiration est superficielle, la malade immobilise les muscles du thorax ; elle présente souvent de la polypnée et même de la dyspnée, mais les lèvres ne sont pas cyanosées ; la face n'est pas asphyxique.

Les urines se sont toujours montrées très abondantes et très claires

Voici les résultats de quelques analyses :

	Quantité.	Densité.	Reaction.	Urée.	Acide phosphorique total.	Chlorures.
24 décembre 1901... (Régime lacté.)	1200	»	acide.	»	»	3gr8
8 janvier 1902....... (Viande crue, lait, jus de viande.)	1300	1010	acide.	12gr	1gr36	3gr7
13 janvier..........						»
23 janvier..........	2500	1008	acide.	8gr60	0gr65	2gr7
5 février............	2000	1011	acide.	10gr41	0gr76	5gr8
14 février...........	1500	1019	acide.	14gr2	1gr58	7gr
20 février...........	1300	1016	acide.	13gr2	1gr60	10gr5
27 février...........	1250	1020	acide.	12gr6	1gr40	9gr9
7 mars.......... ...	1700	1015	acide.	9gr62	1gr23	10gr5
12 mars............	1750	1014	acide.	16gr7	1gr42	9gr5
19 mars............	1450	1019	acide.	9gr47	1gr	9gr7

Le rapport des phosphates terreux aux alcalins est recherché encore dans les urines du 6 mars L'acide phosphorique des terreux donne 0gr32 ; celui des alcalins $= 1,23 - 0,32 = 0,91$. Le rapport est donc $= \frac{0,32}{0,91} = \frac{1}{x}$; $x = 2,84$. Le rapport est ainsi comme $\frac{1}{2,84}$ c'est-à-dire approximativement $\frac{1}{3}$, rapport normal.

Le poids, pendant cette longue hyperthermie, oscille entre 46 kilogrammes, 45 kilogrammes, 47 kilogrammes. L'état général est parfait.

Telle est l'observation de ma malade.

Je crois bon de la faire suivre de quelques réflexions ; au cours de celles-ci je donnerai quelques détails qui n'ont pas été indiqués suffisamment dans la rédaction du cas.

I. — Si nous étudions cette courbe à la période de début, on reconnaît qu'il était possible de songer au début d'une bacillose. C'est le diagnostic que j'ai admis, diagnostic justifié par les antécédents personnels : hémoptysies, coxo-tuberculose antérieure, par les phénomènes thoraciques...

J'ai dû l'abandonner, parce que les hémoptysies, les manifestations thoraciques, se sont montrées fugaces, spontanées, mobiles, sans retentissement sur l'état général. Les explorations les plus minutieuses de la poitrine donnent les résultats les plus contradictoires. Tantôt, il y a, de-ci de-là, quelques râles sibilants, tantôt de la submatité aux sommets ; mais le lendemain ou le surlendemain, la localisation thoracique est changée ; puis, on ne perçoit plus rien d'anormal, ni à la percussion, ni à l'auscultation. Il n'y a pas de toux, la dyspnée n'est que passagère, intermittente ; de même la polypnée ; la langue est humide, colorée, bonne.

II. — Serait-ce une fièvre typhoïde ? Ce diagnostic ne me paraissait pas fondé. En effet, il n'a pas eu, précédant ou coïncidant avec ce stade d'oscillations ascendantes, les prodromes coutumiers : mal de tête, épistaxis, diarrhée, rêvasseries nocturnes, agitation ; la courbe n'est pas régulièrement ascendante comme elle l'est dans la fièvre typhoïde ; il n'y a pas de stupeur, d'obnubilation ; au contraire, la malade parle, s'agite, s'anime avec un facies normal ; pas de gargouillements dans la fosse iliaque droite..., et plus tard, nous n'avons pu retrouver des douleurs de la rate, des taches rosées, lenticulaires.

Notre malade n'était donc ni bacillaire, ni typhique. Fort de ces résultats négatifs, j'ai admis qu'il s'agissait d'une hyperthermie nerveuse. Par exclusion donc, notre malade présente une fièvre hystérique.

Je sais ce que pareil diagnostic comporte encore d'imprécis et de vague. Qu'est-ce donc que la fièvre ? Qu'est-ce donc que l'hystérie ? Mais, en l'état actuel, cette dénomination est la seule qui puisse classer un cas semblable.

L'événement, du reste, l'évolution du syndrome, confirmèrent cette solution. L'hystérie ne fait pas de doute chez Alex. R... Elle se traduit par des crises, des contractures, l'existence de zones hypéresthésiques, d'autres anesthésiques, la permanence du rétrécissement du champ visuel ; par des manifestations psychiques et mentales nettement marquées au coin de l'hystérie.

III. — On sait que cette fièvre hystérique, qu'il me paraît plus exact d'appeler *hyperthermie hystérique*, parce que le mot fièvre implique une participation générale de l'organisme se traduisant par des troubles multiples des mutations nutritives, tandis que le mot hyperthermie indique simplement élévation de température, sans préjuger de la participation ou de la non-participation des défenses et des réactions nutritives et organiques; on sait que cette hyperthermie hystérique a été niée par beaucoup de cliniciens.

En 1883, *Pinard* refuse toute valeur aux observations des anciens, de *Baillou,* de *Rivière*, de *Morgagni*, de *Pomme*, et plus récemment de *Chomel*, de *Landouzy,* de *Grisolle*, voire de *Briquet* et de *Briand.*

En 1886, M. *Ducastel* donne le coup de grâce à l'hyperthermie hystérique, en publiant une observation qui montre à l'évidence que l'exagération thermométrique était due à une supercherie de la malade. Cette dernière frappait légèrement le thermomètre placé dans l'aisselle et déterminait ainsi une élévation considérable de la colonne mercurielle.

Des observations précises, contrôlées, éloignant toute idée de tromperie, vinrent remettre les choses au point.

Le professeur *Debove* en 1885, *Barié* en 1886, rapportent des cas non douteux à la *Société médicale des hôpitaux*. *Deleuil* publie une thèse à Montpellier, en 1887, sur la fièvre hystérique; mais ce travail est confus, manque de critique, et accepte sans discernement des observations suspectes.

L'analyse symptomatique du syndrome hyperthermique hystérique est l'objet des préoccupations de *Macé*, de *Fabre*, de *Chauveau*, dans leurs thèses de 1889.

Bientôt une idée nouvelle apparaît : c'est que la fièvre hystérique peut simuler des affections viscérales plus ou moins graves, le paludisme, la fièvre typhoïde, la bacillose, le rhumatisme articulaire aigu.

Ce sont les travaux de *Chantemesse*, de *Dalché*, de *Raynaud*, d'*Estève*, de *Crouzet* qui, dans des thèses ou dans des présentations à la *Société médicale des hôpitaux*, confirment en France l'existence de la fièvre hystérique et la simulation par elle possible d'états morbides multiples.

Je signale, comme caractéristique, la communication de *Hanot* et *Boix* à la *Société médicale des hôpitaux* en 1893, et tout récemment, à la même Société, le cas très curieux rapporté par MM. *Rénon* et *Sollier*.

IV. — On peut, je crois, ranger en deux groupes les cas connus d'hyperthermie hystérique.

Dans un premier groupe, l'hyperthermie est le signe essentiel, c'est celui qui attire l'attention; rien ne semble l'expliquer parce qu'il n'y a rien, en apparence du moins, qui se réalise en même temps que lui

Dans le second groupe, l'hyperthermie s'accompagne de syndromes simulateurs : c'est le paludisme, la fièvre typhoïde, une méningite, une tuberculose pulmonaire, un rhumatisme polyarticulaire aigu.

Cette division n'est pas absolue. Il n'y a pas, en effet, entre les deux groupes, une barrière infranchissable. Il est des malades chez lesquelles, un certain temps, l'hyperthermie occupe toute la scène clinique; puis, elles suscitent, par l'adjonction de symptomes nouveaux, la discussion de diagnostics plus compliqués et souvent nombreux : tuberculose, paludisme, péritonite, par exemple.

Je n'ai pas trouvé de cas où l'hyperthermie puisse être considérée comme la seule et unique manifestation hystérique. J'ai toujours rencontré, en effet, des esquisses, des ébauches de crises ou d'accidents hystériques, et le plus souvent, des équivalents de l'attaque d'hystérie, crises de larmes, crises de colère...

Ainsi, la malade de *Debove* fait une fièvre qui rappelle celle du paludisme, puis elle simule une tuberculisation du poumon ; mais elle a eu, avant l'hyperthermie et elle continue à avoir, pendant le décours de la fièvre, toutes sortes d'accidents hystériques, paralysies, contractures, grandes attaques.

Ainsi, la malade de *Barié* fait des crises en même temps que le thermomètre accuse une hyperthermie très marquée, — voire qu'à un moment elle présente une série d'accès subintrants, une sorte d'état de mal hystérique.

V. — Il est quelques caractères généraux qui distinguent ces manifestations hyperthermiques.

Conservant cette division, toute artificielle, je les envisagerai d'abord dans le premier groupe de faits, puis dans ceux où l'hyperthermie simule une affection nettement définie, typhoïde, paludisme, tuberculose...

a) L'hyperthermie n'est soumise à aucune règle précise. Le début est celui d'une pyrexie infectieuse à stades d'oscillations ascendantes, ou bien à élévation brusque, semblable à celle de la pneumonie ou de l'érysipèle.

La période d'état n'a aucune fixité : la température matinale est quelquefois plus basse que celle du soir, d'autres fois c'est l'inverse. Elle est variable d'heure en heure, variable même suivant le point où l'on place le thermomètre. On sait que des hyperthermies colossales ont été notées : 44° par *Clemow*, qui a constaté l'inégalité de répartition suivant le côté du corps examiné; 45° par *R. Visioli*, 43°6 par *Sciamama*, 43° par *Lombroso*, 42°5 par *Drummond*. (*British méd. Journal*, 1888.)

La terminaison est tantôt brusque et définitive, tantôt brusque, mais la température se relève deux ou trois jours après. D'autres fois, elle se fait par oscillations descendantes, en lysis. Tel médicament apyrétique, ou antithermique analgésique, qui n'avait rien donné pendant l'évolution thermique, agit brusquement et fait cesser la fièvre. La malade de *Debove*, que l'antipyrine, donnée avec persévérance et à des intervalles rapprochés, n'avait jusque-là pas impressionnée fut un beau jour sensible à ce remède. Elle fut guérie instantanément, sans convalescence aucune, et un an plus tard, nul accident n'avait reparu

Le pouls a les mêmes caractères d'inconstance, de variabilité, de changement soudain, sans cause. Jamais il n'est parallèle à la température : s'il la suit quelquefois dans son élévation et la copie dans ses allures irréfléchies, ce n'est que dans un temps très passager et de courte durée.

Debove cependant l'a le plus souvent trouvé à 120, 130. Dans les cas de *Barié*, de *Boix* et *Hanot*, notre cas, il n'y a aucune superposition.

La respiration a été trouvée, tantôt normale, tantôt modifiée. Nous avons noté, mais sans continuité dans le symptôme, de la polypnée, de la dyspnée. *Barié* observe un peu d'anhélation après les crises de nerfs.

C'est l'état général qui contraste surtout avec un tracé thermométrique, qui est traducteur partout ailleurs d'une atteinte profonde et grave des mutations organiques.

En quelques jours, les malades de *Debove*, de *Barié*, de *Fabre* se trouvent en situation fort voisine de celles où elles étaient avant toute hyperthermie. Celle-ci n'est pas quelconque, puisqu'elle atteint 39°5, 40°, 41°, et quelle se maintient à cette hauteur plusieurs jours, plusieurs semaines, des mois entiers.

En quelques cas, il a été observé de la fatigue, du brisement, un peu de prostration. L'amaigrissement n'est jamais marqué ; souvent il est à peine sensible. S'il se manifeste, il est rapidement compensé.

L'hyperthermie est donc admirablement bien supportée ; elle n'entraîne pas de troubles du côté des grands appareils.

Voilà le premier groupe de faits : l'hyperthermie est le symptôme dominant; il y a bien, à côté d'elle. des accidents hystériques variés, latents ou manifestes, mais ni la bizarrerie et les soubresauts de la température, ni les accidents multiples hystériques n'entament la bonne tenue de l'état général.

b) Les syndromes nombreux dans lesquels l'hyperthermie prend un moment le masque d'états morbides ont eux aussi des caractères généraux assez nets, qu'on peut résumer comme il suit.

Dans les syndromes, simulateurs de la fièvre typhoïque, tels que les rapportent *Rigal* (Thèse de *Briand* 1877), *Bertoye*, *Hanot* et *Boix*, *Duvernet*, notre observation, c'est bien, de façon assez grossière et approximative, la courbe d'une fièvre typhoïde; c'est, par moments et exceptionnellement, l'état général typhique, mais sans la tenue, le développement, les caractères d'ensemble réellement symptomatiques de la fièvre typhoïde. On note bien à certains moments de la prostration, l'aspect hébété, la langue sèche et recouverte d'un enduit noirâtre, les réponses lentes, pénibles. *Renaut* a marqué l'agitation, les insomnies, la céphalalgie atroce; d'autres ont trouvé le ventre ballonné, la fosse iliaque droite douloureuse, avec des gargouillements, de la diarrhée, des bruits du cœur mal frappés et sourds, de la bronchite... Mais ces phénomènes n'ont pas de consistance; en trois jours, ils disparaissent chez la malade de Rigal, ils ne s'accompagnent pas des autres troubles typhiques habituels et quasi forcés de la période de la dothiénentérie qu'ils représentent et qu'ils traduisent: ils vont, viennent, s'entrechoquent, sans ordre et sans continuité, cessent brusquement et réapparaissent de même.

Hanot trouve bien des râles sous-crépitants aux deux bases pulmonaires, mais ces râles disparaissent brusquement.

Alors que dans la typhoïde les urines sont rares, colorées, riches en principes extractifs, souvent albumineuses, dans le syndrome hyperthermique simulateur, elles sont abondantes, claires, n'ayant, au moins jusqu'à ce jour, aucun des caractères des urines fébriles.

La température n'a que de vagues et incertaines parentés avec celle de la fièvre typhoïde. La marche en est inexplicable et bizarre; les ascensions brusques y alternent avec des chutes non moins rapides : la malade de *Hanot* et *Boix* simule, par sa courbe, une rechute de dothiénentérie, et elle émet des urines claires, copieuses, non fébriles. Elle disparaît sur la plus légère intervention. Dans un cas de *Renaut*, elle cède après quelques bains; elle ne s'accompagne pas enfin, de cet état général de faiblesse extrême, d'amaigrissement intense, de convalescence pénible et longue qui suit toujours la fièvre typhoïde; la défervescence se fait, rapide, et l'amendement de l'organisme est subit (Rigal).

Ces mêmes caractères, nous les retrouvons dans tous les

autres syndromes, qu'il s'agisse du syndrome simulateur des méningites (*Chauveau* 1888), du syndrome simulateur de la bacillose (*Fabre*, 1888; *Boulay. Gazette des hôpitaux*, 1889; *Lorentzez, Centralblatt, f. Klin. med;* Putnam Jacobi. *Journal of neevous and mental deseases*, 1890; Rénon et Sollier (Société médicale des hôpitaux, 1901), *du Syndrome simulateur des péritonites;* Bressler, Jacobi, *Journal of nervous and mental diseases*, 1890; *du Syndrome simulateur du paludisme;* Charcot, *in Thèses de Pinard et de Fabre;* Gagey; Du Coquet (Société de médecine et de chirurgie de Bordeaux, 1893), *du Syndrome simulateur du rhumatisme polyarticulaire aigu;* Estèves, *Nouvelle iconographie de la Salpètrière.*

Il me paraît donc possible d'arriver au diagnostic par la connaissance et l'appréciation des divers caractères cliniques que je viens de passer en revue.

VI. — Ce diagnostic sera étendu : il ne s'appuiera pas exclusivement sur le pouls, la température; les symptômes dont la variabilité, le peu de fixité et de tenue, les changements soudains pour des causes futiles, ont une grande valeur,

Il s'enquerra de l'état général; il notera son atteinte très relative sauf en les cas exceptionnels dont la malade de *Rénon* et *Sollier* offre le plus bel exemple; il verra qu'il n'y a pas perte de poids, amaigrissement corrélatif à l'hyperthermie.

Il notera soigneusement les phénomènes hystériques; il recherchera les contractures, les crises, les équivalents, les troubles des sensibilités, le rétrécissement du champ visuel.

Un élément important lui sera fourni par les conditions d'apparition du syndrome.

C'est presque toujours chez les femmes que se montre l'hyperthermie hystérique. Ces malades sont des prédisposées. La prédisposition peut être acquise ou héréditaire. Le plus souvent, elle est héréditaire. On retrouve alors les infections, les toxi-infections, les diathèses, voire la bacillose, que le professeur *Grasset* considère comme la cause vraie, en beaucoup de cas, de l'hystérie. Elles sont manifestement pour la plupart des dégénérées physiques. Voici le portrait de la malade de *Hanot* et *Boix*. Son facies est celui d'une dégénérée; le front est bas, le sourcil abaissé, l'œil enfoncé et sournois. La fente palpébrale allongée est oblique de haut en bas et de dehors en dedans, la mâchoire inférieure est petite, rectiligne, un peu fœtale; la voûte palatine présente une ogive assez prononcée, les oreilles sont suffisamment ourlées, mais les lobules sont adhérents...

Notre malade est microcéphale. Le maxillaire inférieur est

démesurément développé, les yeux sont enfoncés sous des arcades sourcilières proéminentes et dures, le front est bas, rétréci, les yeux sont en strabisme interne. La malade a une hémiplégie totale à droite avec pied bot, main bote, contractures, exagération des réflexes, réalisant ainsi un cas d'association névroso-organique.

Ces hystériques sont généralement mal réglées; elles sont de développement mental et intellectuel incomplet, quelques-unes puériles et atteintes d'imbécillité.

Sur un pareil terrain, on retrouve alors une cause occasionnelle banale : la suggestion. La suggestion agit par la frayeur, la crainte, l'émotion, l'imitation; elle me paraît dominer l'étiologie de l'hyperthermie hystérique.

La malade de *Rigal* passe au voisinage de la Morgue avec sa maîtresse. Celle-ci l'engage à y rester, l'assurant qu'il n'y a pas de cadavre. Or, dès que Léonie D... a franchi la porte, elle aperçoit un cadavre. Elle est en proie à une frayeur terrible, à une folle terreur; elle pousse des cris et s'enfuit. Le surlendemain, à midi, elle a un frisson intense, accuse de la faiblesse et de la fatigue, des éblouissements...

La malade de *Hanot* et *Boix* soigne dans le courant du même mois son mari, son frère âgé de dix-neuf ans, sa jeune sœur âgée de sept ans, tous trois atteints de fièvre typhoïde. Le mari entre à Lariboisière. Vers la fin du même mois, sa femme va le voir et le trouve fort malade. Elle est vivement impressionnée, pleure, sort très émue. Dans la rue, elle a des vertiges, saigne du nez abondamment et rentre chez elle fatiguée, courbaturée, fébrile. Elle se couche; bientôt s'installe la fièvre, une violente céphalalgie: perte d'appétit. Le médecin appelé diagnostique une fièvre typhoïde.

La malade de *Renaut* dont *Bertoye* rapporte l'histoire (Lyon, thèse, 1858), est couchée au milieu de typhiques.

La malade de *Rénon et Sollier*, qui simule la tuberculose avec crises d'étouffement et tachycardie, a été fort effrayée par la mort de son père ; il lui semble qu'elle a une couche de coton sur la poitrine, que sa poitrine se rapetisse et que l'air lui manque.

Le *syndrome urinaire* est aussi de capitale importance. Nous avons trouvé que dans tous les cas connus, les urines étaient claires, abondantes, non fébriles.

On sait que *Gilles de la Tourette et Cathelineau* ont fait de l'hyperthermie hystérique un équivalent de l'attaque, car elle se traduit par la chute du résidu fixe, de l'urée, des phosphates et l'inversion de ces derniers.

Ces auteurs ne tiennent pas suffisamment compte du régime qui fait varier l'urée, les résidus fixes, les phosphates ; ils n'indiquent pas le moment où l'urine est émise, avant, pendant ou après l'attaque.

Ce syndrome, recherché chez notre malade, n'a pas été retrouvé.

Comme l'indique le tableau dressé plus haut, il n'a pas été possible de déceler à aucun moment l'inversion des phosphates.

Le caractère le plus net, c'est le ralentissement des mutations nutritives, c'est la faible oxydation des matériaux alimentaires. Nous avons toujours alimenté notre malade ; elle a pris du lait, de la viande crue, du jus de viande, des phosphates. On peut voir par les analyses faites qu'on a retrouvé une diminution générale et très sensible de tous les matériaux de l'urine. Les hystériques ne brûlent pas ; bien que la fièvre soit élevée, les oxydations ne se font pas plus vite ; au contraire, elles sont ralenties, et ainsi s'expliquent ces faits paradoxaux que des hyperthermies prolongées à 40 et 42° n'entraînent aucun retentissement sur l'état général.

VII. — Quelle est donc la pathogénie de cette hyperthermie singulière qui ne rentre pas dans les conditions habituelles de l'hyperthermie ?

On admet une corrélation et même une solidarité très étroite entre les phénomènes thermiques, les phénomènes sensitifs et les phénomènes trophiques.

Thermogénèse, sensibilité, trophicité, sont touchés ensemble et l'on peut dire presque de la même façon.

Lors donc que la sensibilité est atteinte, la thermogénèse l'est aussi ; or, l'hystérie présente fréquemment des perversions de la sensibilité ; les troubles thermogénétiques ne revêtent plus alors un caractère exceptionnel et anormal.

D'autre part, on sait qu'il existe un appareil régulateur de la chaleur. C'est grâce à lui que l'organisme vivant se maintient en équilibre thermique. Cette régulation suppose trois termes :

1° Un appareil sensible qui avertit les centres des variations du milieu ambiant ;

2° Un appareil central qui collige ces impressions périphériques et les transmet à un troisième appareil ;

3° Celui-ci, moteur, régulateur, accélère ou diminue la déperdition, accélère ou diminue la calorification.

Chez l'individu sain, c'est une régulation perpétuelle, automatique, inconsciente, efficace, qui maintient la balance entre la production et la déperdition.

Qu'un des termes de la régulation, tous faisant partie du système nerveux, soit lésé, la régulation n'a plus lieu.

Il s'ensuit donc que l'hyperthermie résulte d'une seule et unique cause : *la perversion de la régulation thermique.*

Dans l'hystérie, tout se réunit pour déranger les chaînons de l'appareil régulateur thermique.

L'appareil sensible est toujours lésé ; il transmettra donc aux centres des avertissements défectueux.

Il serait intéressant de chercher dans quelle mesure et quels rapports les perversions sensitives sont en relation avec les perversions thermogénétiques.

Ces avertissements sont d'ordre suggestif, c'est-à-dire ressortissent du mécanisme de l'auto-suggestion, sous l'influence d'une idée fixe primaire, d'idées secondaires toujours subconscientes, de souvenirs obsédants, d'émotions morales vives.

VIII. — La thérapeutique s'inspirera de ces conditions étiologiques et pathogéniques. Ce n'est pas le symptôme hyperthermie que visera le clinicien, en une indication majeure remplie par les antithermiques et les antithermiques analgésiques. C'est la nature du syndrome qui prime tout. Or, c'est une manifestation de l'hystérie. C'est donc le traitement de l'hystérie qu'il convient de mettre en œuvre.

C'est par suggestion qu'ont agi les remèdes divers qui ont pu faire disparaître l'hyperthermie, au cours des observations rapportées par les divers auteurs.

C'est après avoir en vain épuisé les antispasmodiques, les analgésiques, la morphine, qu'*Estèves*, dans un cas de syndrome hyperthermique simulant le rhumatisme articulaire aigu, chauffe le thermo-cautère au rouge blanc, le promène à une certaine distance des points douloureux, affirme que la douleur va disparaître, invente même un vocable qui impressionne vivement sa malade, et après quelques séances de *passes rayonnantes,* il obtient une guérison définitive.

C'est donc la suggestion, suggestion à l'état de veille, suggestion hynoptique, l'isolement, le repos, les médications générales s'adressant au malade, à l'état des forces, qui aideront puissamment le thérapeutiste pour mener à bien la cure de ce syndrome alarmant. Le traitement de l'hyperthermie, syndrome mental, parce que hystérique, sera avant tout un traitement mental Je l'ai exposé dans mon livre sur *le Diagnostic et le traitement des maladies nerveuses.*

Toulouse, Imp. Douladoure-Privat, rue St-Rome, 39. — 1374

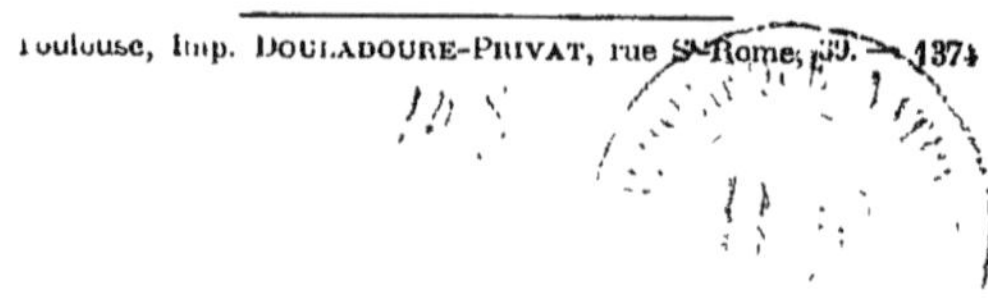

www.ingramcontent.com/pod-product-compliance
Ingram Content Group UK Ltd.
Pitfield, Milton Keynes, MK11 3LW, UK
UKHW021038200726
13857UKWH00005B/1789